Comprender el Tinnitus

Guía básica sobre los acúfenos

María Leal

ÍNDICE

Información General

INFORMACIÓN GENERAL

Qué es el tinnitus

Probablemente hayas experimentado un frustrante timbre dentro de tus oídos que puede llegar a ser de lo más frustrante. Te has informado, ya sea a través del médico o amigos y has descubierto que ese zumbido en los oídos es el también llamado tinnitus. Pero, ¿**Qué es el tinnitus**?

El Instituto Nacional de la Sordera y Otros Trastornos de Comunicación de Estados Unidos (el U.S. National Institute on Other and Deafness Communication Disorders) asegura que alrededor del 10% de la población adulta tiene algún tipo de problema. Un estudio de 2010 publicado en el la revista Internacional de Audiología (Audiology's International Journal) indica que puede ser experimentado por hasta un 20 por ciento de las personas. Pero ¿cuál es la causa de la misma, y qué es exactamente lo que hacemos para manejarlo?

Una Vía auditiva que se rompe

El tinnitus es como un sonido fantasma. Un miserable sonido que parece estar presente en todo momento, zumbando, silbando...Estás oyendo algo que no está ahí realmente. Es realmente una señal de que hay algún problema dentro de tu sistema.

Uno de los conceptos asociados al tinnitus es que la mente no está leyendo todas las frecuencias, por lo tanto, mediante el desarrollo frecuencias ausentes, esencialmente lo que hace es llenar los vacíos que quedan.

Las causas de tinnitus

Existen una serie de importantes causas que podrían inducir tinnitus. Entre ellas se pueden incluir problemas pequeños, incluyendo una cantidad excesiva de cerumen, una enfermedad del seno, una infección de oído o el contacto con ruidos fuertes. Pero también podemos encontrar circunstancias mucho más graves como por ejemplo, los cambios hormonales, el daño auditivo, enfermedades de la tiroides, hipertensión, artritis y en los tumores cerebrales casos raros.

Además, más de 200 medicamentos son reconocidos como que pueden desencadenar tinnitus cuando se inicia el tratamiento o cuando se termina.

Estrategias para afrontar el tinnitus

En términos de lo que sabemos, el tinnitus no puede ser curado o eliminado totalmente a no ser que se deba a una causa temporal como las que hemos comentado de ingesta de ciertos medicamentos o exposición a un ruido fuerte. Las terapias actuales están dirigidas a enmascarar y manipular el sonido.

Entre las técnicas que se utilizan para afrontar el tinnitus encontramos la reducción de la cafeína y bebidas alcohólicas y en general algunos cambios nutricionales.

Existen audífonos portátiles que son una especie de tapones para los oídos que caben fácilmente en su oído y producen ruido blanco. Este tipo de ruido lo que hace es ocultar el sonido fantasma.

Para muchos de los que tienen problemas de sueño, una opción relativamente económica es sólo un equipo de audio de ruido blanco que pone en el su escritorio o mesita de noche.

El problema empeora cuando se está estresado, y paradójicamente el tinnitus en sí podría causar ansiedad, por lo que lo ideal sería consultar con un especialista si esto ocurre...

Por último, acudir al médico puede ayudarte a determinar si se justifica una alteración en la prescripción, y si el tinnitus es o no es un efecto secundario de la medicación.

Zumbidos en el oído

Hay personas que sufren de un zumbido extraño en el oído. Algunos suponen que la causa será sólo un insecto en el oído y otras personas pueden adivinar de inmediato que se trata de una condición de salud. Ahora, los individuos que sufren de este tipo de problemas pueden ser el resultado de un problema de salud pero la mayoría sufren de algo conocido como tinnitus.

También puede haber personas que sufren de otros sonidos fuertes y extraños que son causadas principalmente a través de esta dificultad. Por lo general, el tinnitus no se piensa que es una condición o enfermedad. Los expertos consideran esto como un síntoma de un problema subyacente, como la pérdida de la audición, una lesión en el oído u otros trastornos circulatorios. En cualquier momento en el que tu condición empeore en los siguientes días y sientas un zumbido en el oído, es vital que busques el consejo de un profesional de la medicina para guiarte en la forma correcta de hacer frente a ella. Por otra parte, esto incluso ayuda al experto médico a encontrar cualquier problema inherente a medida que se realizan más evaluaciones.

Síntomas comunes del tinnitus

Entre los síntomas fundamentales de tinnitus se encuentra el zumbido en el oído. Asimismo podría causar otros sonidos que podrían afectar a las rutinas diarias. El tono del ruido puede comenzar a partir de un sonido que es de baja a alta intensidad y que de repente te podría impedir la audición.

Para cualquier persona que escuche un zumbido en el oído, podrás o bien sufren de una especie tinnitus subjetivo (es decir, solo lo escucha el paciente) o que sea un ruido objetivo (es decir que sería capaz de escucharlo cualquier persona que esté con el paciente). Si el ruido es objetivo, no se trata de tinnitus, obviamente. En el caso de que el sonido sea subjetivo, y sea tinnitus, éste podría estar causado en el oído externo o en su interior.

Tratamientos que potencialmente pueden ayudarle con zumbido en el oído

Una vez que te hayas dado cuenta de que en realidad estás afectado por el tinnitus, tu médico ya te recomendará los tratamientos que hay que conseguir. Si es causada por la acumulación de cera en los oídos, el médico puede recomendar la eliminación de la misma o gotas de irrigación del oído. Para la eliminación de la cera de los oídos con irrigación del oído, se empleará el flujo de agua a presión. Esta puede ser una técnica un poco desagradable para algunas personas pero no es dolorosa y sin duda mejora mucho la calidad de vida.

Sin embargo, la cuestión de tener tinnitus no puede ser tratada con tales estrategias. Esto es en realidad la principal razón por la que su médico le puede dar otros métodos hacer frente al tinnitus para cubrir el ruido que oyes con frecuencia. Se puede experimentar una terapia de sonido, donde es posible encontrar la mejor manera de enmascarar el ruido y poder vivir normalmente sin distraerse por el ruido. Además, es una buena idea que se obtenga una orientación sobre el tinnitus para poder utilizar los tratamientos de manera eficiente en su vida diaria y para saber más acerca de zumbido en el oído.

Causas del tinnitus

Para saber lo que posiblemente podría ser condición médica real que causa el tinnitus, tu médico te proporcionará una amplia evaluación real, incluyendo un examen cuidadoso de los oídos. Asegúrate de informar a tu médico de todos los medicamentos que estás usando, ya que el tinnitus puede ser un efecto secundario de algunos medicamentos.

Cuando la causa de la cuestión sigue sin estar clara, puede que se recomiende ver un a un otorrinolaringólogo o un audiólogo (un consultor de la audición) para la audición y los chequeos nerviosos. Incluida en tu evaluación, se te puede dar un examen de lectura llamado audiograma. A menudo también se recomiendan técnicas de imagen, como una resonancia magnética o una tomografía computarizada para exponer cualquier problema estructural.

Causas comunes del tinnitus

¿Cómo sabes si tienes tinnitus? El hecho es que puede incluso darse el caso de que no sepas que tienes tinnitus. Pero hay algunas causas comunes de tinnitus a las que siempre se debe prestar atención también.

Una de las causas más comunes de tinnitus es el daño a tu oído interno. El oído interno se compone de diminutos, pelos suaves que se mueven en relación a la presión de las ondas sonoras. Esto desencadena que las células del oído liberen una señal eléctrica a través de un nervio del oído al cerebro. Su cerebro entonces entiende estas señales como sonidos. Por desgracia, si los pelos dentro de sus oídos internos están dañados, pueden *escaparse* impulsos eléctricos al azar a su cerebro que causa el tinnitus.

Algunas otras causas comunes de tinnitus pueden ser los siguientes:

- Estar expuesto a ruidos fuertes, cosas como armas de fuego, motosierras y equipos pesados son fuentes de pérdida de audición relacionada con el ruido.

- Los cambio en el hueso del oído hace que los huesos en el oído medio se vuelvan rígidos y que puedan afectar a la audición y causar tinnitus. Esto tiende a ser genético y es causada por un crecimiento anormal de los huesos.

- Obstrucción cerumen. Es cuando se tiene demasiado cerumen acumulado. Se hace muy difícil de lavar, naturalmente, y esto conduce a la pérdida o irritación del tímpano que puede conducir a tinnitus.

- El hecho de envejecer a veces significa que su audición empeora con la edad. Esta pérdida de audición también puede causar tinnitus.

Puede haber otras causas comunes de tinnitus como por ejemplo la utilización de cierta medicación, por eso, siempre debes consultar con un médico si tiene algún problema o está preocupado de que algo en tu entorno puede estar causando el tinnitus.

Tratamientos contra el tinnitus

Algunos tratamientos comunes para el tinnitus pueden incluir cosas tales como:

Asegurarse de que el tinnitus no es un síntoma de otra condición médica, porque si lo es, el primer paso es hacer frente a esa condición que pueda estar causando el tinnitus. Pero si es resultado del contacto con sonido fuerte, o si el tinnitus permanece después del tratamiento, los profesionales de la salud abogan diferentes opciones no médicas que podrían ayudar a disminuir u ocultar el ruido no deseado. A veces, tinnitus desaparece automáticamente, sin ningún tratamiento de ninguna manera. Debe reconocerse, sin embargo, que no todos tinnitus disminuyen o pueden ser eliminados.

En caso de que estés teniendo dificultades para manejar el tinnitus, es posible encontrar asesoramiento y organizaciones. Consulta a tu médico para obtener una recomendación.

Sus oídos también se pueden limpiar por aspiración con una pequeña guitarra doblada llamado cureta o lavándolas con agua caliente si la razón detrás de su tinnitus es el cerumen excesivo. En caso de que tenga una infección de oído, puede que debas utilizar gotas para los oídos con receta que contienen hidrocortisona para ayudar a aliviar el rascado y para combatir la infección. En este caso, debes dejar que sea el médico el que se encargue del diagnóstico y la selección del tratamiento.

La cirugía podría ser esencial en raros casos de un tumor, quiste u otosclerosis (un depósito de calcio en el hueso de la cabeza).

En caso de que su tinnitus sea el resultado del síndrome de la articulación (a menudo llamado ATM) tu médico probablemente te enviará a visitar a un ortodoncista u otro experto dental para remedio adecuado.

En todo caso, consulta con tu médico si crees que el botox te ha hecho alguna reacción extraña.

Qué puede provocar tinnitus

Una cosa que la gente siempre pregunta cuando se trata de tinnitus es, **¿qué es lo que causa el tinnitus?**

Desafortunadamente, a menudo la causa del tinnitus. Es decir, existen muchas cosas, que como ya hemos comentado con anterioridad, pueden causar tinnitus, pero a veces es complicado definir qué es lo que lo ha causado en un paciente concreto. Además, puede haber muchas razones, algunas de las cuales no somos conscientes, que causan tinnitus. Las personas que sufren de la condición se esfuerzan por encontrar alivio para el tinnitus.

Si bien la causa real puede ser desconocida, hay algunas causas comunes que pueden causar tinnitus:

- Las cosas tales como simplemente, envejecer

- Estar expuesto a ciertos ruidos (máquinas en el trabajo, armas de fuego)

- Lesiones en la cabeza

- Ciertos efectos secundarios de los medicamentos

El tinnitus siempre suele ir acompañado de pérdida de la audición. Esta es la razón por la que se debe realizar una prueba de audición por un profesional de la salud auditiva, es algo de mucha importancia. Es probablemente la mejor manera de ganar algún tipo de alivio al tinnitus también. El tinnitus afecta a casi 30 millones de adultos; Sin embargo, los niños pueden verse afectados también.

En ciertos casos, el tinnitus puede ser tan severo que puede interrumpir, literalmente, la vida cotidiana de una persona. También puede ser un síntoma de algo más grave, por lo que es por eso que es muy importante contar con una evaluación adecuada y en profundidad de la salud.

Síntomas del tinnitus

Es importante que la persona que está experimentando estos síntomas tenga en cuenta los indicadores tempranos de esta dolencia. A continuación se presentan algunas señales por las que puedes darte cuenta de que este problema está sucediendo:

1. Ten cuidado con las infecciones del oído o cualquier inflamación en otros sitios cercanos al oído medio. Las infecciones del oído pueden causar tinnitus y convertirse en una especie de prólogo de este problema. Además también tendrás que tener cuidado con las infecciones en los huesos de las orejas. Permitir que la infección permanezca y no cuidarla correctamente puede hacer que el proceso se complique. Esto sin duda puede hacer que aparezca el tinnitus.

2. Debes ser escéptico con las lesiones cerebrales ya que pueden provocar convulsiones, somnolencia, contusiones, vómitos o complicaciones. Entre estas complicaciones, podrían ser el tinnitus. Se informa que aproximadamente el 25% de estas complicaciones se experimentaron por las lesiones en la cabeza y cuando se experimentan estos síntomas también puede dar lugar a condiciones como el tinnitus.

3. Los conductos nasales extremadamente congestionadas pueden ser tratados por las mismas medidas preventivas que la sinusitis o las alergias. Una cantidad excesiva de agua nasal que bloquee el oído y vías nasales son síntomas que pueden desencadenar tinnitus así como los sonidos molestos. Este trastorno tiende a bloquear las vías respiratorias que involucran las áreas nasales y los conductos auditivos.

4. Sería mucho mejor tomar algún tipo de medicamento recetado por el médico e caso de tener una condición reconocida de hipertensión. Permitir que la presión arterial aumente debido al endurecimiento de las arterias producirá indicadores de invasión, donde el tinnitus es considerado como uno de ellos.

El tinnitus es sin duda una señal de que las venas están encontrando dificultades como resultado de la acumulación de flujo sanguíneo en ciertas partes. Por lo tanto, la presión arterial en última instancia puede causar hipertensión que puede ser uno de los síntomas de tinnitus.

5. La circulación sanguínea mala (es decir, que hay partes del cuerpo que no reciben suficiente sangre o que no la reciben de forma natural) puede ser señal de tinnitus

Para saber si tenemos una mala circulación sanguínea podemos fijarnos en algunos síntomas como por ejemplo: los dedos de manos y pies se quedan fríos o pegajosos, padecemos vértigo procedente de movimientos de transición o cuando bajamos de posiciones elevadas, dolores de cabeza, migraña y aparición de venas varicosas. Todo esto pueden ser síntomas de mala circulación que es a su vez, una causa de tinnitus.

Las compañías de seguros conocen otros problemas de salud relevantes que están vinculados con el tinnitus por lo que observarán los síntomas de estas también.

¿Es genético?

Se ha descubierto que muchos pacientes de tinnitus también tienen familiares que lo poseen, lo que nos hace preguntarnos si es genético. Para descubrir cómo hacer frente a los acúfenos, es importante saber cómo lo hemos conseguido. El tinnitus es sólo un trastorno neurológico, por lo que es razonable que a veces sea genético. De la misma forma que los dolores de cabeza se heredan. Aquí hay algunas novedades interesantes dentro de la búsqueda de una razón genética para el tinnitus.

En la investigación que se realizó en Noruega, se estudia si el tinnitus puede ser heredado a través de los genes. Ellos descubrieron que alrededor del 11% de personas que tienen tinnitus también tienen un familiar con tinnitus, de lo que establece que puede deberse a factores genéticos, en estos casos. El resto de personas que experimentan tinnitus, lo hacen por causas externas, o ambientales.

Muchos analistas creen que de las personas que padecen tinnitus, un mayor porcentaje se debe a causas externas, como es el caso de los daños celulares debido a la exposición de gran cantidad de decibelios, enfermedades generales, problemas neurológicos, o el uso a largo plazo de medicamentos reconocidos que desencadenan tinnitus.

Medicamentos que causan tinnitus

Se han asociado cepas genéticas particulares con la pérdida de audición y el tinnitus, incluyendo aquellos asociados con la neurofibromatosis tipo dos (NFII) y la enfermedad von

Hippel-Lindau (YHL). El tinnitus también puede ocurrir tras un trastorno genético, lo que puede ser un problema adicional.

Enfermedades que provocan tinnitus

El tinnitus es uno de los síntomas más frecuentes de la enfermedad de Mènière; otros síntomas adicionales de esta enfermedad son el vértigo, daños a la audición y la sensación de presión en el oído.

En una revisión fundamental sobre la enfermedad de Mènière y el tinnitus, expertos desenterraron que varios miembros de la familia experimentaron también síntomas de la enfermedad, incluyendo daños a la audición y tinnitus. Los expertos esperan utilizar esta información para mostrar la posibilidad de causas genéticas de tinnitus, daños auditivos y las condiciones vestibulares.

Comprensión del tinnitus

La comprensión de tinnitus como una cuestión genética es todavía nueva, pero los expertos aspiran a poder un día emplear pruebas moleculares para identificar y tratar el tinnitus en los individuos, y de este modo aprender también de otras enfermedades, como la enfermedad de Meciere.

Para comprobar si padeces tinnitus, visite a su médico. Podrás ser enviado a un médico general, un audiólogo, especialista, etc.

Alternativamente, existen tratamientos naturales como hierbas, suplementos y minerales que ofrecen muy buenos resultados en personas que sufren de tinnitus, vértigo y náuseas.

Tu vulnerabilidad para el tinnitus depende de una variedad de factores de riesgo genéticos y no genéticos, por ejemplo, la salud, la edad, la experiencia de perturbación, y el uso de la medicina.

Efectos emocionales

Padecer el tinnitus puede suponer entrar en un ciclo emocional complicado, ya que puede provocar ansiedad y estrés que a su vez provocarán tensión. Lo que es peor es que esta tensión provoca aún más ansiedad lo que hace que se agrave el tinnitus. Al final, es un círculo vicioso: tener tinnitus provoca estrés y el estrés agrava el tinnitus. Algunas personas no pueden lidiar con el zumbido en el oído, lo que afecta en última instancia, a sus patrones de sueño.

El estrés y la ansiedad pueden conducir a trastornos del sueño e incluso al insomnio lo que hace que el cuerpo tienda a sufrir de fatiga. Aprenda a eliminar el tinnitus y el efecto emocional que puede tener. Algunas prácticas que pueden ayudar con los efectos negativos mentales y emocionales que puede tener el tinnitus son:

- A veces puede ser más frustrante para aquellos que no entienden lo que está mal. Es decir, el conocimiento puede ayudarnos a entender qué está pasando y eso nos da una especie de fortaleza diferente a si no superamos qué está pasando.

- Muchas personas que sienten un zumbido en los oídos, verán que éste altera totalmente las capacidades esenciales orgánicas de la vida. Es posible que tenga dificultad para oír a otros, recordar cosas, y centrarse y concentrarse en el trabajo. Esto hace que sea extremadamente difícil rendir correctamente en el trabajo o en la vida social.

- Otras personas con tinnitus sienten lo mismo que los individuos con problemas y condiciones de salud adicionales. Al principio es posible que experimente la negativa, entonces la decepción y la rabia (especialmente si te informan de que no hay nada y no hay remedios que puedan ayudar. Esto puede hacer que te sientas frustrado y desesperado. ¿Por qué tiene que ocurrirte esto a ti? Después de este tipo de pensamientos, viene la ansiedad.

- Puedes creer que nunca te tendrás una vida normal otra vez, y entonces, la preocupación por lo que oyes dentro de los oídos puede causar el caos en el trabajo y la vida personal como su familia, amigos, etc. Tarde o temprano, acabarás encontrando la ayuda que necesitas.

- Acepta el problema, no te conviertas en una víctima por el resto de tu vida.

Llegarás rápidamente a la conclusión de que has terminado de concentrarte en las cuestiones negativas de los problemas de audición. Empezarás a ver algún tipo de esperanza que en última instancia ayudará a tu cuerpo a iniciar el proceso de recuperación del tinnitus. Además puedes observar también que el tinnitus y el efecto emocional puede tener no solo un impacto en la persona que sufre de tinnitus, sino también en sus propias familias.

Mitos sobre el tinnitus

Un mito, por definición, es una creencia o una idea muy extendida pero falsa. Desafortunadamente, el desconocimientos, las creencias populares y la confianza en todo lo que leemos sin la investigación adecuada hace existan mitos en todo tipo de temas, incluso el del alivio tinnitus, que está plagada de mitos que no son verdad y que nos gustaría aclarar.

Queremos dejar las cosas claras sobre algunos de los mitos en el alivio de tinnitus que es posible que hayas oído pero que no son verdaderas.

Hay píldoras que ayudan a curar mi tinnitus y ayudar con el alivio tinnitus

Podrás encontrar muchas empresas que hagan publicidad sobre que tienen una pastilla "mágica" para ayudar a curar el tinnitus o ayudar en el alivio tinnitus, sin embargo, lo único que se ha demostrado para disminuir los efectos de tinnitus son la terapia de sonido y los dispositivos que manejan el tinnitus.

No puedo hacer nada para aliviar el tinnitus así que voy a tener que vivir con ello

En realidad puede hacer cosas para ayudar a disminuir el efecto de tinnitus como por ejemplo, al igual que hemos comentado anteriormente, la terapia de sonido, sesiones de asesoramiento, dispositivos de gestión de tinnitus y el uso de protección auditiva.

El tinnitus es sólo temporal y desaparecerá por sí en un tiempo

Puede experimentar una forma temporal de tinnitus al ser expuesto a ruidos fuertes, pero generalmente dura más tiempo y existen episodios recurrentes de tinnitus duraderos que la gente puede experimentar. De hecho, existen varios sonidos diferentes de tinnitus que uno puede experimentar. Que va desde el tinnitus leve, aguda y de baja frecuencia.

Pérdida de audición por estrés

El tinnitus y la pérdida de audición pueden estar relacionados con el estrés. ¿Alguna vez te has sentido tan abrumado en un día que has pensado algo como *"Estoy tan estresado en este momento..."*. La mayoría, o incluso todos nosotros lo hemos dicho que en algún momento dentro de nuestras vidas. Debido a que la mayoría de nosotros experimentamos la ansiedad de una manera muy real y tangible.

Científicamente hablando, la tensión es un medio del cuerpo humano para responder a cualquier tipo de demandas reales o psicológicos mediante la liberación de sustancias en el cuerpo que le ofrecen poder y más poder. Un poco de estrés puede ser una buena cosa pero demasiada tensión puede causar estragos en la salud, y a la audición.

Algunos datos de interés:

- El 43 por ciento de todos los adultos experimentan resultados negativos para la salud por culpa de la tensión o el estrés

- Del 75 a 90 por ciento de las sesiones de trabajo de los médicos son quejas relacionadas con el estrés.

- La tensión puede estar relacionada con problemas de salud tales como las complicaciones de alta presión en la sangre, problemas del corazón, diabetes, enfermedades de la piel, asma, artritis, depresión y ansiedad.

Cuando los expertos preguntan a los pacientes acerca de su salud auditiva, haciendo hincapié en el tinnitus y la forma en que oyen conversaciones descubren que los encuestados que informan de tensión a la hora de dormir eran más propensos a protestar sobre el tinnitus y la pérdida de la audición. Las personas que experimentan ansiedad en el trabajo también se quejaron de tinnitus y pérdida de audición.

Problemas auditivos y estrés

Los resultados de los investigadores son congruentes con los informes de todo el grupo médico. Con base en el Negocio Mundial de la Salud, el daño auditivo se está convirtiendo rápidamente en una de las discapacidades más frecuentes en la tierra. Minimizar los rangos de estrés en su vida puede ser beneficioso para la salud. A pesar de que hay una gran cantidad de tipos de daño auditivo, en muchas ocasiones, no se pueden prevenir.

La Asociación Americana del Corazón implica cuatro técnicas básicas para el manejo del estrés:

- Habla contigo mismo. Reconoce que mantenerse en contacto con uno mismo todo el día es muy bueno. Asegúrate de que lo que te dices es constructivo, ya que puede ayudar a manejar la ansiedad y calmar a lo largo de usted.

- Descubre el placer. Trata de hacer una o más cosas fuera de lo cotidiano y que te ofrezca algo de satisfacción, incluso cuando se toma simplemente 15 minutos. Por ejemplo, lee un libro. Tómate un café con un amigo o descubre un nuevo interés.

- Placer diario. Descubre y ejercita habilidades de ocio como el yoga, taichi o la relajación.

Naturalmente, la mejor manera de saber si el estrés está afectando a su audición sería para hacer una cita con un médico de auditivo. Asegúrate de revisar con ellos los enfoques para reducir el estrés y mejorar su capacidad auditiva.

Malentendidos sobre el tinnitus

¿Alguna vez has experimentado una vibración o un zumbido en el oído? ¿Es constante y parece que nunca va a terminar? Si es así es probable que hayas ido a un médico y él te haya dicho que esto puede ser una causa de tinnitus. ¿Le han dicho que el tinnitus no se puede evitar? ¿Has sentido que tienes que vivir con esta sensación para el resto de tu vida? A muchas personas se les dice estas mismas cosas, sólo para descubrir que no es cierto. Hay una manera de tener realmente un poco de alivio en la experiencia de tinnitus, así que no te tomes ese "no es posible" por respuesta.

Si te has creído que realmente no existe un alivio para el tinnitus, debes saber que, si bien no es algo que se pueda curar (de momento), hay ciertas acciones que se pueden realizar con el fin de aliviar el tinnitus. El tinnitus definitivamente es una sensación molesta que puede hacer que una persona se sienta incapacitado, pero debes saber que en última instancia se puede lograr el alivio tinnitus.

4 ideas erróneas sobre el tinnitus

Si usted tiene tinnitus, un audífono no hará nada para usted

Si usted tiene tinnitus, un audífono puede ser en realidad una de las mejores maneras para aliviar el tinnitus. Hay muchos aparatos auditivos diferentes en el mercado y estos:

- Ayudarán a reducir el volumen global de sonido que el oído está recogiendo en un ambiente ruidoso

- Proporcionarán más amplificación en los entornos más tranquilos y esto ayudará a reducir el contraste entre el tinnitus y el silencio

La pérdida de audición y tinnitus no están vinculados

Existe un estudio francés de la Internacional Tinnitus Jorunal con 123 personas encuestadas con tinnitus y sólo una de ellas no tienen pérdida de audición. Por lo tanto, la mayoría de las personas con tinnitus también tienen pérdida de audición.

Como no escucho mi música alta, no puedo tener tinnitus

Aunque muchas veces los ruidos fuertes a nuestro alrededor son una de las causas del tinnitus; hay otros también. Algunos de estos ejemplos son:

- El estrés puede empeorar el tinnitus

- El consumo de alcohol o la cafeína puede empeorar el tinnitus

- Fumar conduce a la hipertensión arterial y puede empeorar el tinnitus también.

La tecnología como los reproductores de MP3 son la causa del tinnitus

La verdad es que el tinnitus ha estado alrededor por un tiempo muy largo. Sólo para dar una idea, Beethoven tenía tinnitus y también mucha gente en el antiguo Egipto.

Esperamos que algunas de estas ideas falsas populares sobre el tinnitus estén un poco más claras ahora. Como siempre, debes informarte en profundidad en un tema y no aceptar los hecho que lees en un solo sitio. También lo más aconsejable es que consultes con tu médico. Una segunda o incluso tercera opinión es siempre una buena manera de comparar lo que le han dicho.

Tinnitus y pérdida de audición causado por trabajo

Imagine un lugar de trabajo con los ruidos de los equipos, máquinas, junto con otros tipos de maquinaria pesada a todo volumen, todos los días. Condiciones como éstas no sólo son incómodas, si no estás usando el equipo adecuado para la protección auditiva, esto ciertamente puede aumentar tus probabilidades de experimentar la pérdida de audición y tinnitus. De acuerdo con el Departamento de Trabajo de Estados Unidos, aproximadamente 30 millones de estadounidenses están expuestos a ruidos perjudiciales debido a las condiciones del lugar de trabajo o medio ambiente.

Por supuesto, además del tinnitus, el peligro de la pérdida de audición también aumenta considerablemente. Es por eso que la Administración de Seguridad y Salud Ocupacional (OSHA), ha generado (y recientemente modificado) instrucciones para los niveles de perturbación en el trabajo.

La cantidad de decibelios permitido por OSHA para un tiempo de ocho horas no puede exceder de 90 dB; durante seis horas, la restricción a 92 es durante cuatro horas, 97 decibelios durante dos horas y 100 decibelios solo por hora. Si se asciende a 102 decibelios, solo podemos estar expuestos media hora.

Las empresas que siguen los consejos del Instituto Nacional de Salud y Seguridad Ocupacional (NIOSH), están ayudando y protegiendo a sus trabajadores más allá de lo que la OSHA recomienda. NIOSH propone que cualquier perturbación de más de 85 decibelios es perjudicial y debe usarse siempre protección auditiva. Como ejemplo, la exposición a 85 decibelios de sonido está protegida por sólo 8 horas; la consecución de un sonido 86 decibelios no es peligroso durante 6 horas. Y los noventa decibelios, 31 minutos.

Hay una disparidad considerable, en los requisitos de OSHA y NIOSH cuando se comparan. Sin embargo, los de la OSHA son los que siguen siendo la norma hasta ahora. Sin embargo, recientemente, en octubre de 2010, OSHA publicó su objetivo de alterar su significado formal de las normas de exposición al ruido de la oficina, exige a los empleadores conseguir métodos que sean más eficaces para proteger la audición de sus empleados.

Curiosidades sobre el tinnitus

¿Tú, algún amigo tuyo o algún familiar sufre de zumbido constante en los oídos o mejor aún, el tinnitus? Si es así, aprender todo lo que sea posible sobre este problema y sus opciones de tratamiento es probablemente la mejor apuesta hacia la búsqueda de una **solución al tinnitus**. Teniendo esto en mente, te presentamos aquí diez cosas prácticas e interesantes cuando se trata de un zumbido constante en los oídos:

- El origen del nombre de esta condición es la *tinnire* palabra latina, que significa a sonar.

- Existen varias razones para el tinnitus o **zumbido en los oídos**, incluyendo trauma acústico, dolencias médicas, reacciones a medicamentos específicos y trastorno de la articulación temporomandibular (ATM), por mencionar sólo un par de cosas. Por ejemplo, que un hombre no se proteja los oídos o la audición mientras dispara en un campo de tiro puede sin duda ser el resultado de un rápido inicio del insoportable tinnitus y pérdida de audición.

- El tinnitus no es una causa de la pérdida auditiva, pero las personas con pérdida auditiva lo experimentan con mayor frecuencia.

¿Sabías que el tinnitus se clasifica de manera diferente?

- **Objetivo**, a menudo relacionados con trastornos vasculares o espasmos musculares involuntarios.

- **Subjetivo**, más típicamente causado por enfermedades que también causan pérdida de la audición, como los ruidos fuertes.

- **Neurológico**, causado por condiciones que afectan a los sistemas neurológicos, como la enfermedad de Meciere.

- **Somática**, por tensión o por infección de los senos.

- El zumbido objetivo es en realidad audible para el audioprotesista junto con el paciente durante la evaluación. El subjetivo solamente lo oye el individuo.

- No todas las formas de tinnitus son a largo plazo. Un audiólogo o especialista en tinnitus a menudo pueden ayudar a administrar y facilitar el tinnitus.

- El tinnitus es el impedimento más típico experimentado por los veteranos, ya que pasaron mucho tiempo en las cubiertas de vuelo en la Marina, expuestos a sonido del motor a reacción, que podría haber contribuido a la evolución de zumbido continuo en los oídos, junto con agregado de exposición al ruido.

- Estos signos pueden ofrecer alivio sustancial para muchos pacientes de tinnitus.

- Muchos pacientes de tinnitus también se encuentran con hiperacusia, percibiendo sonidos externos que son estándar como excesivamente altos.

- Los audífonos digitales están disponibles con las características del tratamiento de tinnitus. Producen una señal de tratamiento que reduce la percepción de la agravante de sonar mientras se ajusta entre los entornos de escucha más silenciosos y ruidosos. El resultado, la persona experimenta un sonido que reduce el tinnitus.

Riesgos de la cafeína

¿La cafeína puede reducir el riesgo de cafeína tinnitus? O al menos, ¿puede ayudar con el alivio del tinnitus? De acuerdo con el Nurses' Health Study II, los investigadores rastrearon el consumo de cafeína y los incidentes del tinnitus en 65.085 mujeres. Sus edades oscilaban 30-34 y no tenían tinnitus durante el inicio del estudio. Durante los siguientes 18 años, 5.289 desarrollaron la enfermedad.

Las mujeres del estudio mantenían un seguimiento de su uso de café, refrescos y té (con cafeína y no), así como la ingesta de chocolate y dulces que contenía cafeína. Los resultados aparecen en la edición de agosto de *The American Journal of Medicine*

En comparación con las mujeres que consumían menos de 150 mg de cafeína al día (casi la misma cantidad en una taza de 8 oz de café), las mujeres que tomaban 450-599mg al día eran 15% menos propensas a tener tinnitus. Aquellas mujeres que tenían 600 mg o más eran 21% menos propensos. El consumo de café descafeinado no tuvo ningún efecto sobre el riesgo de tinnitus.

El autor principal, el Dr. Jordan T. Glicksman, un médico residente en la Universidad de Western Ontario, dijo: *no podemos concluir que la cafeína es una cura para el tinnitus, pero nuestros resultados deben proporcionar cierta seguridad a las personas que beben cafeína, que es razonable seguir haciéndolo.*

¿Está la ansiedad conectada al tinnitus?

La ansiedad puede causar muchos problemas y exacerbar otros, incluyendo el tinnitus o el zumbido en los oídos. Cuando los niveles de tensión aumentan un montón de personas sufren de esta condición y aunque empiece como una base diaria y luego el tinnitus se convierte en algo peor.

Por supuesto, hay varias otras explicaciones de por qué el tinnitus puede ser desarrollado por un individuo, pero el estrés y la ansiedad pueden aumentar las consecuencias del sonido dentro de los oídos. Debido a esto, las personas que tienen tinnitus necesitan manejar la tensión en sus vidas para reducir las consecuencias.

En general, cuando alguien se ve afectado con el tinnitus, parece como si su cuerpo estuviera infectado constantemente. En consecuencia, los efectos que esto provoca es que se sienten cosas como la ansiedad, el insomnio e incluso la desesperación en un enfoque físico con problemas adicionales. Una vez que se producen estas reacciones se necesita sí o sí, algún tipo de ayuda para mejorar el tinnitus porque si no, la persona puede terminar desarrollando problemas mucho peores como por ejemplo, la depresión. Debido a esto, es muy importante para los que padecen tinnitus descubrir un método para relajarse y mantener la calma en la medida de lo posible en lugar de pensar y volverse loco con ellos. Obviamente, esto es mucho más fácil de expresar que de poner en práctica en la realidad. Pero, sin embargo, es esencial esforzarse en lograrlo. Las víctimas de tinnitus intentan lo mejor que pueden puesto que el sonido en sus oídos sólo empeora cuando se estresan y saben esto muy bien.

Es lamentable que la ansiedad por el tinnitus haga hincapié en la gente a lo largo de su vida y su pensamiento y sólo cause que sus síntomas se intensifiquen. Afortunadamente, las personas con tinnitus encontrarán maneras de conseguir controlar la ansiedad antes de que llegue más allá del control y evitar que todo vaya a peor. Un ejemplo de una forma de reducir la ansiedad sería simplemente realizar ejercicio. Se ha probado que el ejercicio realmente ayuda a las personas a disfrutar de la vida, ignoran lo que les preocupa, y relajarse. Las personas que tienen tinnitus deben ejercitarse todos los días para olvidarse de que sus oídos producen un sonido y puedan relajarse lo suficiente para retener los síntomas externos. Otra buena opción para reducir el estrés es disfrutar del yoga y la relajación especialmente si se hace con una música de fondo que también sea relajante.

Nadie quiere tener tinnitus y las personas que ya lo tienen seguramente no desean que sus síntomas sean peor de lo que ya lo son. Debido a esto, la gente que sufre de tinnitus debe crear todas las iniciativas para vivir la vida de forma agradable y con la menor cantidad de ansiedad posible. Los enfermos deben hacer todo lo posible para hacer ejercicio y disfrutar de ejercicios de relajación para mantener la ansiedad fuera de sus vidas. Muchas personas sufren de tinnitus y de ellos alrededor del 90% sufren el aumento de sus síntomas cuando se ponen en situaciones estresantes.

Debido a esto las personas que tienen tinnitus debe hacer todo lo que esté en sus manos con el fin de tener una vida agradable.

Zumbidos en el poído durante el embarazo

Si estás **embarazada y experimentas zumbido en tus oídos** debe ser confuso, especialmente porque cuando no estabas embarazada, nunca había notado un sonido o zumbido en los oídos de este estilo. El sonido del timbre en los oídos que normalmente se conoce como tinnitus o acúfenos, está considerado generalmente como un síntoma de los disturbios. Sin embargo, en los últimos años, las áreas clínicas y médicos han reconocido que algunas embarazada y experimentan un zumbido en los oídos. El zumbido durante el embarazo es causado por los cambios hormonales en su cuerpo.

Ya en 1993, se conocía la relación entre el tinnitus y el embarazo, cuando un grupo de médicos en el hospital Royal United Hospital de Bath, en Reino Unido, hizo un estudio comparativo de dos organizaciones, integrado por mujeres embarazadas y mujeres no embarazadas. El estudio demuestra que la frecuencia de tinnitus era mayor para las mujeres embarazadas que en el otro grupo. Estar embarazada y experimentar zumbido en los oídos es generalmente visto como sonidos pulsantes, es decir, el tipo de tinnitus pulsátil.

Normalmente durante el embarazo aparecen los sonidos de este tipo a finales del mismo y generalmente, se mantiene un par de semanas después del parto. Las personas que ya tienen tinnitus antes del embarazo, suelen verse afectados de una forma diferente, en este caso, el timbre es más fuerte de lo normal o más obvio. Los cambios hormonales causan zumbido en los oídos durante el embarazo y por lo general crece más durante los meses finales de embarazo, así como el primer par de semanas después del parto. ¿Qué es prometedor sobre esa situación en particular? Que como bien hemos explicados, a menudo es temporal.

Además, hay otras situaciones específicas en mujeres que experimentan tinnitus, como las que están en la terapia de reemplazo hormonal (HRT) durante los períodos de la menopausia. La retención de líquidos, los dolores de cabeza, o el aumento de la presión arterial por lo general empeora el tinnitus. El sonido del timbre en los oídos también puede ser más fuerte. Sin embargo, al igual que en el caso del embarazo (que activa tinnitus) con la terapia de reemplazo hormonal, también hay muchos estudios que dicen que al final, irá desapareciendo.

Con cada una de estas circunstancias, por supuesto, estar embarazada y experimentar un zumbido en los oídos puede ser muy estresante. La emoción palpitante dentro de tu cabeza te mantiene despierta toda la noche, y todos nosotros entendemos que la tensión y el insomnio son igual de negativos durante el embarazo. Es peor aún en el post-parto, podría causar pánico y malestar cuando se está tomando el cuidado del nuevo hijo y además se sufre de esta situación estresante. Hay técnicas y un montón de terapias diseñadas que pueden ayudar a reducir el estrés. No todas las terapias funcionan correctamente para todo el mundo. Hay que pedir consejo al médico sobre el embarazo, el tinnitus e intentar reducir la tensión provocada por el sonido, para que no influya en el niño ni en la madre, a ser posible.

Sordera súbita

¿Qué es la Sordera Súbita? La pérdida de audición repentina (SHL) se define como una reducción de la audición mayor a 30 dB (decibelios), sobre al menos tres frecuencias contiguas, que se producen durante un período de 72 horas o menos. Algunos pacientes explican que la pérdida de audición se nota instantáneamente por la mañana y otros informan de que se ha desarrollado rápidamente durante un período de horas o días. La pérdida de audición severa sin embargo varía de un paciente a otro y normalmente sólo un oído suele verse afectado. La pérdida repentina de la audición implica con frecuencia ambos oídos (Schreiber et al 2010). El tinnitus se reporta por lo general en pacientes con **pérdida de audición repentina** y algunos síntomas vestibulares están presentes en aproximadamente el 40% de los casos (Mattox & Simmons 1977).

La incidencia de SHL se da en 30 de cada 100.000 personas al año y representa el 1% de todos los casos de pérdida auditiva neurosensorial. Los hombres son igualmente afectados que las mujeres, es decir, se trata de un problema que no afecta más a un género que otro. La edad media de inicio de síntomas suele darse entre los 46 y los 49 años con el aumento de la incidencia con la edad.

¿Qué causa la pérdida de la audición repentina?

Hay muchas causas para la pérdida repentina de la audición entre las que se incluyen, problemas de circulación, infecciones en el oído como la enfermedad de Meciere, y otras causas de tipo neoplásicas, traumáticas, metabólicas, neurológicas, inmunológicas, tóxico, coclear, idiopática (de causa desconocida) y otras. Por desgracia, incluso después de una búsqueda minuciosa de una posible patología, la causa de la pérdida repentina de la audición sigue siendo desconocida en la mayoría de los pacientes.

¿Cómo se diagnostica la pérdida auditiva súbita?

La evaluación por lo general comienza con una historia cuidadosa y un examen físico en busca de posibles causas infecciosas como la otitis media, enfermedades sistémicas y la exposición a medicamentos ototóxicos conocidos. En esencia, la pérdida de audición súbita se diagnostica mediante la documentación de una reciente disminución de la audición. Esto generalmente requiere un audiograma. Generalmente se realizan análisis de sangre en un intento de descartar causas potencialmente sistémicos de SHL incluyendo la sífilis, enfermedad de Lyme, causas metabólicas, enfermedades autoinmunes y trastornos circulatorios. Se recomienda el estudio a través de imágenes por resonancia magnética (IRM) del cerebro para descartar un neuroma acústico.

¿Cómo se trata la pérdida repentina de la audición?

Debido a la falta de una causa definida de pérdida repentina de la audición, su tratamiento ha sido motivo de controversia. Con los años, esto ha incluido esteroides sistémicos, medicamentos antivirales, vasodilatadores o la terapia carbógeno también (solo o en combinación). También casos en los que no se utiliza ningún tratamiento en absoluto.

La opción de tratamiento se basa en la alta tasa de recuperación espontánea (hasta dos tercios de los casos).

El tratamiento con corticosteroides por vía oral es una de las pocas modalidades de tratamiento que han ganado aceptación y han demostrado su eficacia en los estudios seleccionados y lo más importante, en comparación con el placebo en 2 ensayos controlados aleatorios (Moskowitz et al 1984, Wilson et al 1980). En un nivel diferente, y en un estudio retrospectivo de Chen et al. en 2003, los esteroides orales demostraron ser eficaces en el tratamiento de SHL.

La eficacia del tratamiento con oxígeno hiperbárico en SHL ya sea como un primario, complemento o como una terapia secundaria en los fracasos del tratamiento SHL no se ha establecido de manera concluyente en los estudios. Aunque algunos estudios han mostrado una mejoría en la audición después del tratamiento con oxígeno hiperbárico (Fattori et al 2001, Narozny et al 2004) la falta de ensayos controlados aleatorios hace que sea difícil sacar ninguna conclusión (Horn et al 2005)

Rehabilitación de pacientes con hipoacusia persistente

La pérdida repentina de la audición podría resultar en grados variables de discapacidad auditiva. Los pacientes más comúnmente reportan dificultad de escuchar a la gente que se sienta a su lado y dificultad para oír el ruido de fondo. La rehabilitación de los pacientes después de SHL depende del grado de la pérdida auditiva resultante y generalmente, se extiende el uso de audífonos y otros dispositivos de ayuda auditiva en lugar de pasar por la cirugía.

Enfermedad de Menière

¿Qué es la enfermedad de Meciere? Una enfermedad del oído interno. La enfermedad de Meniere es una condición en la que hay un exceso de líquido en el oído interno. El exceso de líquido perturba el equilibrio y la audición de los mecanismos del oído y produce una serie de síntomas:

- Vértigo (una forma de mareos en su entorno parecen girar)

- Tinnitus (un ruido que suena anormal dentro del oído)

- Pérdida auditiva fluctuante de audición

- Sensación de presión o inflamación en el oído debido a la acumulación de líquido.

Los ataques de vértigo ocurren generalmente en ataques con diferentes períodos de remisión (desde días hasta años). Los ataques de vértigo pueden ocurrir sin ninguna advertencia y no se puede predecir cómo de graves van a ser o cuánto tiempo va a durar.

El tinnitus distorsiona la audición y la presión en el oído a menudo se produce en conjunción con el vértigo. En las primeras etapas de la enfermedad, la audición vuelve a niveles normales tras un ataque, pero a medida que avanza la enfermedad se produce la pérdida de audición medible y permanente.

Las estimaciones varían, pero alrededor del 90% de las personas con la enfermedad de Ménière tienen la enfermedad en un solo oído cuando se diagnostica por primera vez. Alrededor del 50% de ellas pueden llegar a desarrollar la enfermedad en ambos oídos.

Las causas de la enfermedad de Meniere

La causa exacta de la enfermedad de Meniere no se conoce. La investigación ha vinculado los síntomas de la enfermedad de Ménière a un exceso de líquido en el oído interno que perturba el equilibrio y órganos auditivos.

El oído interno se compone de:

- Tres canales semicirculares y órganos otolitos - éstos equilibrio de control

- La cóclea en forma de caracol - este es el órgano de la audición

Dentro de la cóclea hay dos tipos de fluido separados por membranas:

  - Endolinfa - rica en potasio

  - Perilinfa - rica en sodio

En la enfermedad de Meniere hay demasiado líquido endolinfa en el oído interno. La presión de este exceso de líquido interfiere con el funcionamiento de las células delicadas que son responsables del equilibrio y la audición. El resultado es la pérdida de audición y **tinnitus** (ruido anormal en el oído). A medida que la enfermedad progresa las células se vuelven irremediablemente dañadas.

¿Qué causa la acumulación de líquido?

Los mecanismos que controlan las secreciones de fluido endolinfa son desconocidos. Hay muchos factores que parecen causarlas. Los más comunes son:

  o Reacciones autoinmunes

  o Las respuestas alérgicas

  o Autonómicas desequilibrios del sistema nervioso

  o Las obstrucciones y / o daños en las estructuras endolinfático

  o Deficiencias en la dieta

  o Infecciones virales

  o Vasculares (circulación) irregularidades

Quién padece Meniere

La enfermedad de Meniere afecta a uno de cada 600 personas aproximadamente. Al parecer, la enfermedad de Ménière se diagnostica alrededor de los cuarenta años a principios de los cincuenta. Es raro que los niños serán diagnosticados. Lamentablemente afecta a un momento de la vida en el que la gente está ocupada con la familia y la carrera profesional.

Los síntomas de la enfermedad de Meniere

- Vértigo (mareos).

- Náuseas y / o vómitos, diarrea posiblemente.

- Pérdida auditiva fluctuante.

- Tinnitus o también llamados acúfenos.

- Sensación de presión o inflamación en el oído.

Estos síntomas pueden no producirse todos a la vez. Según la enfermedad de Meniere progresa, la mezcla, la gravedad y duración de los síntomas tiende a cambiar.

Especialmente en las primeras etapas, no se puede predecir con qué frecuencia se producen los ataques de los síntomas, qué tan severos serán o cuánto tiempo van a durar. Los ataques tienden a ocurrir en grupos con períodos de remisión. Los síntomas pueden disminuir o desaparecer durante semanas, incluso años, pero en general volverán.

Vértigo

Las características típicas de vértigo:

- Los ataques de vértigo pueden durar de 10 minutos a varias horas.

- Los mareos empeoran con los movimientos de la cabeza.

- Sensación de náuseas. También puede experimentar sudoración.

- El mareo puede ser escalonado.

- Vómitos y/o pérdida del control intestinal cuando el vértigo es grave.

- El mareo de vez en cuando se produce de forma inesperada y no es provocado por ningún movimiento de la cabeza en particular. Se puede sufrir una pérdida repentina del equilibrio y caer al suelo sin previo aviso.

A menudo, hay señales de advertencia que usted está a punto de experimentar un ataque de vértigo. Por ejemplo:

- Inestabilidad cuando se mueve rápidamente

- Tinnitus (ruido zumbido en el oído)

- Sensación de saciedad en el interior del oído

- Una distorsión en la audición

La pérdida de audición

Meniere puede afectar la audición de las siguientes maneras:

Puede no ser capaz de oír frecuencias de sonido más bajos con claridad. Este síntoma es útil en el diagnóstico de la enfermedad de Ménière, ya que difiere de la pérdida de alta frecuencia asociado tanto con la pérdida de audición inducida por el ruido y la pérdida de la audición debido al envejecimiento.

- o Puede experimentar hipersensibilidad al sonido fuerte, que en ocasiones puede ser doloroso en entornos ruidosos.

- o Puede experimentar sordera tonal.

- o El tono del sonido en el oído afectado puede moverse por 1/3 a 1/2 una nota. El exceso de líquido en el oído altera la forma en ondas sonoras entran en el oído interno.

- o Cambios en la audición son medibles.

Tinnitus

El tinnitus se refiere a ruidos en el oído o en la cabeza, que no están asociados con sonidos externos. El tinnitus es un síntoma de un mal funcionamiento en el sistema auditivo.

Tratamiento de la enfermedad de Ménière

De momento no se conoce ninguna cura médica para la enfermedad de Ménière. La condición, sin embargo se puede manejar hasta cierto punto a través de la medicación, la dieta, la reducción del estrés, programas de ejercicios, terapias naturales y como último recurso, la cirugía.

Hay opciones de tratamiento para el ataque agudo de vértigo, así como opciones para los síntomas experimentados y prevención de nuevos ataques.

Tratamientos

TRATAMIENTOS PARA EL TINNITUS

El tinnitus puede ser increíblemente exigente de manejar, por lo que este artículo está escrito con el objetivo de que realmente te ayude superarlo. Pero antes de entrar en las ventajas que pueden beneficiarse de emplear la información que encontrarás a continuación para el tratamiento de tinnitus, es importante tener en cuenta una cosa. Seguramente hayas oído, sin duda, que se trata de una enfermedad incurable, en base a lo que hay en la web. En realidad, el consejo que te habrán dado probablemente sea simplemente *aprender a lidiar* con él.

La verdad es que es un hecho que el tinnitus no es sólo un trastorno, es realmente más que un síntoma con toneladas de causas posibles a las que se le puede atribuir. Y algunas de las enfermedades que causan tinnitus son absolutamente reversibles, por lo que los síntomas de tinnitus se podrían eliminar. Por ejemplo, hay medicaciones que causan tinnitus y cuando interrumpimos el tratamiento, el tinnitus desaparece. Definitivamente hay esperanza a menos que haya algún tipo de daño irreparable en el oído interno o en el cerebro y que éste sea la causa del sonido fantasma que suena en los oídos.

Las causas potenciales incluyen trastornos de los vasos sanguíneos, pérdida de la audición, exceso de cerumen, algunas drogas, la exposición a ruidos fuertes y estrés severo entre otras. Cada causa podría tener su tratamiento único. Como estoy seguro de que es posible imaginar, no hay un tratamiento mágico que sirva para resolver el tinnitus, sino que depende de lo que lo haya causado. Y efectivamente, a veces no hay posibilidad de resolverlo y tenemos que aprender a reducirlo y lidiar con él.

Por si te sirve de ayuda, existen muchos foros en la web donde los usuarios hablan del problema y de su forma de resolverlo o reducirlo. Estos foros son una gran cantidad de consejos útiles, historias y sugerencias. Muchas personas afirman haber experimentado grandes avances.

Aquí se encuentran algunos de los tratamientos de tinnitus comúnmente recomendados:

- Ocultando el sonido con un aparato (audífono especial)

- Quiropráctica

- Terapia de Reentrenamiento de Tinnitus (TRT) ¡muy popular!

- Gordolobo

- Piña fresca

Estas son algunas de las sugerencias que se han encontrado en foros, en ningún caso corresponden a sugerencias de profesionales, si realmente quieres una solución/ayuda debes consultar con un médico especialista. No obstante, algunas personas dicen que estas cosas les ayudan. Puedes probar cualquiera de estos tratamientos de tinnitus para el alivio que aún no hayas probado.

Los grupos de noticias de tinnitus son en realidad minas de oro de un asesoramiento de calidad. Lo más interesante de los foros es que son únicos lugares en los que vas a encontrar a otras personas en la misma situación para compartir sus experiencias con ellos y a menudo son imparciales.

Alimentación y tinnitus

Es posible que alguna vez hayas notado que el zumbido o silbido de tus oídos es mayor o menor dependiendo del día pero realmente no te has dado cuenta de qué es lo que provoca que empeore. ¿Ha considerado que tu dieta es lo que causa que los zumbidos en los oídos empeoren?

Basta con para un minuto hoy y pensar en lo que has comido. ¿Has pensado alguna vez en qué causa los zumbidos en los oídos después de comer? ¿Te has planteado que quizá los días que tomas café, hamburguesas o patatas fritas, el zumbido es peor? Por ejemplo, hay gente que asegura que cuando come comida china, el tinnitus parece empeorar y su conjetura es que la sal es lo que causa el zumbido en los oídos, debido al hecho de que la comida china y otros alimentos, tienen una alta concentración de sal.

Tener una dieta estructurada es fundamental para manejar el volumen y la frecuencia de los ruidos de tinnitus que se sufre. Estos son algunos de los consejos sobre comidas que algunas personas que padecen tinnitus consideran que pueden empeorarlo.

Alimentos que mejoran el Tinnitus

Proporcionar a tu cuerpo el combustible necesario, es decir, buena comida. Tu cuerpo requiere una alimentación de calidad para funcionar correctamente. Comer mucha carne, mariscos, cereales y verduras, fruta fresca, aceite de coco, frijoles, queso, yogur y huevos. Si eres capaz de además, comer únicamente elementos naturales u orgánicos, mucho mejor. Estas comidas pueden elevar los mecanismos de defensa del cuerpo y lo llenarán de minerales y vitaminas.

Asegúrate de que tu dieta contiene Zinc, B1,6 y 12, C y la vitamina A. El zinc es bien conocido por ser especialmente exitoso en la reducción de los sonidos de tinnitus. Puedes encontrarlo en las ostras, huevos y semillas de calabaza. Al igual que el manganeso se encuentra en las manzanas, el apio, vegetales verdes, frijoles y nueces.

Los granos sin gluten como el mijo, la quinoa y el amaranto. El trigo puede causar inflamación del oído y empeorar los síntomas. La soja y productos de soja ofrecen grandes cantidades de antioxidantes y apoyan al cuerpo a producir vitamina B.

Come grasas de mariscos, almendras y verduras. Estas serán las grasas que pueden ser necesarias para la vida y deben ser incluidas en la dieta. Reducen los niveles de colesterol no deseados, reducen la presión arterial y disminuyen la infección dentro del oído.

Come alimentos cuanto más puros mejor, es decir, lo más cercanos a su estado natural. La dieta ideal para el tinnitus es la llamada dieta mediterránea que se compone , alimentos frescos y verduras, panes integrales, grasas insaturadas, arroz, y frutos secos enteros. No es de extrañar que los incidentes de enfermedades cardiovasculares son tan reducidos en los países mediterráneos.

Alimentos que empeoran el Tinnitus

No comas comida basura, o comida rápida. Están llenas de calorías vacías. También son muy altas en sal lo que causa zumbidos en los oídos. El sodio empeora los síntomas de tinnitus mediante la reducción del flujo sanguíneo a los oídos, los ojos y la mente, lo que aumenta la presión arterial y la limitación de la circulación sanguínea. Cuando el consumo de sodio se reduce, las personas que padecen de tinnitus se reducen. La mayoría de los alimentos procesados también pueden estar llenos de potenciadores del sabor, por ejemplo, glutamato. El glutamato los excita a una etapa en la que se disparan constantemente e inunda los neurorreceptores dentro del proceso auditivo.

No tomes manganeso o cualquier mineral como este, ya que puede ser muy peligroso.

No elijas los productos con leche de vaca, e intenta en general que la dieta incluya un modesto número de productos lácteos como leche, un yogur, y queso. Trata de elegir los productos e ir a por aquellos que llevan leche de cabra o de cordero.

No comas alimentos fritos o grasos ya que aumentan las grasas en el nivel en sangre, y aumentan la razón principal para el tinnitus, la presión arterial.

No bebas productos con cafeína, por ejemplo, el té, las bebidas energéticas y refrescos de cola. Mantén alejado el alcohol. Los sonidos de tinnitus aumentan por el aumento de la ansiedad, la tensión y la depresión en algunas personas.

Tratamientos alternativos

El tinnitus es un ruido desconcertante y molesto en los oídos que cambia en cuanto a sus grados de gravedad. A pesar de que no es considerado como relativo a la salud general o peligroso, ver a un especialista en tinnitus puede mejorar significativamente la calidad de vida de una persona.

Hay decenas y decenas de tratamientos prometedores para tratar el tinnitus, y podrían funcionar para algunas personas mientras que para otras no. Es decir, el resultado del tratamiento puede depender del individuo. Muchas personas encuentran una mejora en sus síntomas cuando alteran su dieta, mediante la reducción o eliminación de su consumo de cafeína y otros estimulantes que pueden causar tinnitus que el empeore.

Después de que otras condiciones graves de salud se descarten, un médico puede iniciar el tratamiento, indicando los cambios de estilo de vida que son imprescindibles para cada paciente. Cualquiera de estas ideas se apoya también en evitar los irritantes como la cafeína, la nicotina y los ruidos fuertes. Debido a que el tinnitus es observado por la mayoría de la gente cuando están en un ambiente silencioso, por lo general se propone encontrar métodos para ocultar el propio sonido del tinnitus. El consumo de alcohol también puede ser una variable que determina la gravedad de anillo en los oídos.

La estimulación magnética transcraneal fue probada para reducir el tinnitus en algunas personas. Este es un tratamiento sin dolor, no invasivo que se utiliza cada vez con más frecuencia en los Estados Unidos y está siendo utilizado principalmente en Europa.

Cambios en el estilo de vida que ayudan con el tinnitus

Tristemente, el tinnitus no siempre desaparece con tratamiento o podría no mejorar constantemente. Ver a un psicólogo o un médico puede ayudar a algunas personas a encontrar métodos para manejar el tema. Podría asimismo ayudar con otras cuestiones que se han asociado con el tinnitus incluyendo la depresión, así como el estrés. Además, hay grupos de apoyo para personas que experimentan tinnitus, y discutir esto en un grupo podría ser ventajoso en las habilidades de aprendizaje para afrontar el problema que han ayudado a otros. Encontrar a un audiólogo, además, podría suministrar tratamientos que podrían ser exitosa a pacientes de tinnitus.

La gente puede encontrar numerosos sitios que ofrecen listas de remedios con posibilidades de éxito, ya que hay realmente muchos tratamientos que prometen tratar el tinnitus. Antes de localizar el tratamiento que funciona mejor para ti es posible que necesites probar muchas cosas diferentes

Superar el zumbido en los oídos

Uno de los signos más comunes de que se tiene tinnitus es un problema en la audición consistente en un zumbido constante en los oídos. Se nota un ruido, como un sonido de llamada, incluso cuando se está rodeado por el silencio. De hecho, cuando hay silencio, es cuando más se oye. Este artículo te ayudará a explorar diferentes opciones y proporcionará información sobre el tinnitus.

Utiliza máquinas de ruido durante la noche. Agregar un audio de fondo, como un ruido blanco, podría reducir el zumbido constante en los oídos de forma suficiente para que puedas descansar más fácilmente. Si alguna vez has pensado en qué tipo de música escuchar, generalmente la música clásica funciona muy bien para muchas personas. Utiliza un equipo de sonido o ruido blanco cada vez que vayas a la cama por la noche. El ruido de fondo adicional actúa como una máscara en su tinnitus, y te ayudará a dormir. Otras prefieren ruidos de ambiente o de la naturaleza como estos que te mostramos a continuación.

Sin embargo, algunas personas aseguran que el ruido blanco hace que su tinnitus empeore. Vas a tener que experimentar y averiguar lo que es el más adecuado para tus necesidades particulares.

Crear una rutina durante la hora de acostarse todas las noches que involucre actividades relajantes también puede ayudarte, como por ejemplo, hacer algunos ejercicios de yoga o técnicas de relajación. Diseñar un horario que te permita relajarte con regularidad es una práctica muy seguida por muchos. ¿Tienes problemas para quedarte dormido o para conciliar el sueño? Probablemente se deba a que duermes de forma irregular, y esto puede hacer que el zumbido constante en los oídos se vea afectado y vaya a peor. Las rutinas pueden reducir este dilema. Es posible que te gusten también otro tipo de ejercicios como los estiramientos básicos, después de perder un par de minutos antes de dormir en hacer estiramientos, descubrirás cómo es cierto que son relajantes y que te ayudan a conciliar el sueño. Los ejercicios de respiración también pueden proporcionar ayuda a bajar la presión arterial y por tanto te relajarás.

Otra de las opciones para **reducir el tinnitus** es someterse a un programa de terapia conductual dirigido por un consejero certificado. Trabajando en conjunto con un psicólogo profesional te ayudará a lidiar con tus problemas desagradables que pueden estar causando el zumbido constante en los oídos. Como mínimo, te ayudará a manejar mejor los acúfenos.

¿Tu zumbido constante en los oídos se inició al comenzar tomando un medicamento en particular? Tanto los medicamentos como el exceso de medicamentos de venta libre pueden conducir a consecuencias como el tinnitus, y simplemente el sonido se puede detener al impedir el tratamiento con ese medicamento. Si tomas varios medicamentos y no sabes cual puede ser el que haya empezado el tinnitus, puedes dejar de tomar cada medicamento durante una semana y ver si haciendo esto concluye el tinnitus. No puedes dejar los medicamentos sin consultar antes con tu médico

La presión y la tensión puede empeorar el tinnitus, y mantener tu vida lejos del estrés podría reducir el tinnitus. Intenta que tu vida sea menos estresante, por ejemplo en el trabajo, en casa y en cualquier otro tipo de situación que pueda provocarte estrés.

No trates de dormir si no estás muy cansado, esperar en la cama a que sea la hora en la que te entra sueño puede ser muy agobiantes si todo está en silencio y solo oyes tus zumbidos en los oídos. Encontrarás mucho más fácil quedarte dormido has tenido un día muy productivo y largo. Es posible luchar contra el tinnitus y otros signos cada vez que hace ejercicio.

Intenta permanecer lejos de estrés, esto podría causar que el zumbido constante en los oídos empeore. Si la ansiedad está relacionada trabajo, puedes empezar a pensar en un cambio. Pasar tiempo de relax con los amigos y la familia logran que tu tinnitus disminuya, así como el estrés.

La meditación te puede ayudar con la presión debido a tinnitus. La meditación entrena la mente para establecer las distracciones de distancia.